BEI GRIN MACHT SICH IHR WISSEN BEZAHLT

AF136023

- Wir veröffentlichen Ihre Hausarbeit,
  Bachelor- und Masterarbeit

- Ihr eigenes eBook und Buch -
  weltweit in allen wichtigen Shops

- Verdienen Sie an jedem Verkauf

Jetzt bei www.GRIN.com hochladen und kostenlos publizieren

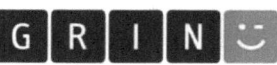

Neurorehabilitation. Von Gedächtnis, Amnesien und Patient H.M.

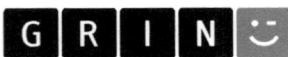

Bibliografische Information der Deutschen Nationalbibliothek:

Die Deutsche Nationalbibliothek verzeichnet diese Publikation in der Deutschen Nationalbibliografie; detaillierte bibliografische Daten sind im Internet über http://dnb.d-nb.de abrufbar.

ISBN: 9783346679109
Dieses Buch ist auch als E-Book erhältlich.

Druck und Bindung: Books on Demand GmbH, Norderstedt Germany
Gedruckt auf säurefreiem Papier aus verantwortungsvollen Quellen

Das vorliegende Werk wurde sorgfältig erarbeitet. Dennoch übernehmen Autoren und Verlag für die Richtigkeit von Angaben, Hinweisen, Links und Ratschlägen sowie eventuelle Druckfehler keine Haftung.

Das Buch bei GRIN: https://www.grin.com/document/1245156

Hausarbeit

Modul: Neurorehabilitation

Inhaltsverzeichnis

Abkürzungsverzeichnis

Abb.	Abbildung
Aufl.	Auflage
bspw.	beispielsweise
bzw.	beziehungsweise
d.h.	das heißt
EEG	Elektroenzephalographie
engl.	Englisch
i.d.R.	in der Regel
KZG	Kurzzeitgedächtnis
LZG	Langzeitgedächtnis
sog.	sogenannte
STH	Schädel-Hirn-Trauma
Tab.	Tabelle
u.a.	unter anderem
vgl.	vergleiche

Abbildungsverzeichnis

Tabellenverzeichnis

1. Einleitung

Schon seit Beginn seiner Existenz ist der Mensch als Individuum darauf angewiesen, sich neues Wissen anzueignen und dieses später wieder abrufen zu können. Dieser Prozess des Lernens, Behaltens und Abrufens von Informationen macht den Menschen erst überlebensfähig. Dass diese scheinbare Selbstverständlichkeit von großer Wichtigkeit ist, wird vielen Menschen oftmals erst dann bewusst, wenn sie oder Menschen aus ihrem Umfeld beginnen, Defizite im Hinblick dieser Prozesse aufzuweisen. Individuen, bei denen beispielsweise eine Gedächtnisstörung diagnostiziert wurde, haben im Alltag plötzlich große Schwierigkeiten Tätigkeiten auszuüben, welche zuvor einfach erschienen.

Welche essentielle Bedeutung das Gedächtnis für das Individuum hat, soll in dieser Hausarbeit verdeutlicht werden. Hierfür wird zunächst in Kapitel 2 ein theoretischer Überblick zum Verständnis geschaffen, indem Struktur und Funktionalität des Gedächtnisses verdeutlicht werden. Zudem befasst sich das Kapitel 2 mit der Gedächtnisstörung der Amnesie, wobei der Fokus ganz im Sinne der Aufgabenstellung auf die anterograde und die retrograde Amnesie beschränkt ist. Auch wird auf das Fallbeispiel des Patienten H.M. eingegangen, seine Störungsbilder beschrieben, sowie seine Bedeutung für die Gedächtnisforschung verdeutlicht. Das Kapitel 3 befasst sich mit der Behandlung der anterograden Amnesie, wobei Aspekte wie die neuropsychologische Diagnostik sowie Behandlungs- und Versorgungsmöglichkeiten thematisiert werden. Anschließend erfolgt in Kapitel 4 eine kritische Diskusssion, bei der die Inhalte nochmals aufgegriffen werden sollen. Die Hausarbeit schließt in Kapitel 5 mit einem Fazit und Ausblick ab. Das zentrale Ziel der Hausarbeit ist es, die anterograde Amnesie im Kontext zum Patienten H.M. zu erklären und den aktuellen Stand der Behandlungsmöglichkeiten aufzuzeigen.

2. Gedächtnis

Bei dem Gedächtnis (engl. *memory*) handelt es sich um „Prozesse und Systeme", die eine Aufnahme, Speicherung und Reproduktion von Sinneswahrnehmungen ermöglichen. Somit bildet das Gedächtnis die wichtigste Grundlage des Lernens und macht ein Individuum erst überlebensfähig, indem es wichtige Erfahrungen bereitstellt.[1] Wie bereits hervorgeht, so ermöglicht das Gedächtnis als System überlebenswichtige Lernprozesse, während das Lernen die Grundlage für das Gedächtnis bildet.[2] Der Lernprozess ist also stark mit dem Gedächtnis

---

[1] Vgl. Gruber (2018), S.2-3
[2] Vgl. Müsseler & Rieger (2017) S.320

verknüpft, da sich beide Ansätze als „neuroplastische Vorgänge" gegenseitig bedingen. Während es beim Lernprozess darum geht, welche Veränderungen Erfahrungen am Gehirn hervorrufen, geht es beim Gedächtnis darum, wie diese Veränderungen vom Gehirn registriert bzw. gespeichert und dahingehend reaktiviert werden.[3]

In der Forschung existiert eine Vielzahl an Modellen und Speichersystemen für das Gedächtnis, wie bspw. Mehrspeicher- oder Einspeicherungsmodelle. Die Mehrspeichermodelle repräsentieren mehrere Speichereinheiten, die nach ihrer Erinnerungsdauer aufgeteilt sind. Einspeicherungsmodelle hingegen gehen von einem einzigen Speicher aus, dessen Nutzung über unterschiedliche Anwendungen erfolgt. Differenziert wird in allen Modellen u. a. zwischen dem Aspekt der Speicherdauer sowie der Art der Information.[4]

Nach aktuellen Forschungsannahmen, erfolgt die Gedächtnisbildung grob in drei Phasen. Zunächst erfolgt die Phase der Informationsaufnahme, d.h., das Individuum nimmt Informationen aus seiner Umwelt wahr und verarbeitet diese. Die neu aufgenommenen Informationen werden als sog. *Engramm*, also einer Gedächtnisspur, angelegt. Dieser „Anlegungsvorgang" wird auch als Enkodierung bezeichnet. Vorerst sind die neuen Gedächtnisspuren noch nicht gefestigt und somit leichter für Störungen anfällig. Die Festigung der gewonnenen Informationen erfolgt in der zweiten Phase, der Konsolidierungsphase, welche das langfristige Behalten der Informationen sicherstellt. Schließlich können die Informationen in der dritten Phase, der Abrufphase erinnert und genutzt werden. Die konsolidierten Informationen können nun also abgerufen werden.[5]

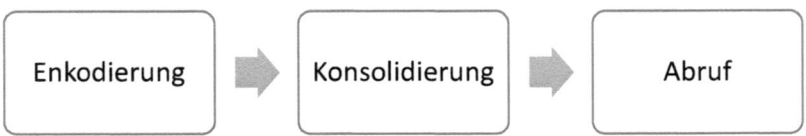

Abb.1: Phasen der Gedächtnisbildung
Quelle: Eigene Darstellung in Anlehnung an Diekelmann, 2019, S.1

---

[3] Vgl. Pinel, Barnes & Pauli (2019), S.347
[4] Vgl. Urahne, Dresel & Fischer (2019), S.25
[5] Vgl. Diekelmann (2019), S.1

2.1 Untergliederung nach Zeitaspekten

Die wohl bekannteste Strukturierung des Gedächtnisses ist die Einteilung in sensorisches Gedächtnis, Kurzzeit- bzw. Arbeitsgedächtnis und Langzeitgedächtnis. Diese Strukturierung orientiert sich an der Dauer des Behaltens von Informationen. So wird angenommen, dass Reize aus der Umwelt zunächst in das sensorische Gedächtnis gelangen, wo die Informationen nur wenige Millisekunden oder Sekunden aufrechterhalten werden. Das sensorische Gedächtnis ist somit die „Schnittstelle" zwischen Wahrnehmung und Gedächtnis, wobei die Reizverarbeitung modalitätsspezifisch erfolgt. Das bedeutet, dass visuelle Reize bspw. im visuellen Kortex und auditive Reize im auditorischen Kortex verarbeitet werden. Auch wenn die Kapazität des sensorischen Gedächtnis sehr groß ist, können Informationen nur sehr kurz aufrechterhalten werden und werden zudem fortwährend durch neu eintreffende Informationen verdrängt. [6]

Erfolgt eine Aufmerksamkeitsfokussierung auf die Informationen des sensorischen Gedächtnisses, so können diese Informationen in das KZG gelangen. Das KZG, was auch als Arbeitsgedächtnis bezeichnet wird, ist in der Lage, Informationen für einige Minuten aufrechtzuerhalten. Das klassische Modell nach Baddley geht von vier Subsystemen des Arbeitsgedächtnisses aus: Der phonologischen Schleife, dem räumlich-visuellen Notizblock, dem episodischen Puffer und der zentralen Exekutive. Bei der zentralen Exekutive handelt es sich um eine Art „Kontrollsystem", das die anderen Subsysteme überwacht und gegebenfalls Prioritäten in der Verarbeitung setzt. Der episodische Puffer ermöglicht die Verknüpfung unterschiedlicher Informationen. So kann er bspw. visuelle und akustische Informationen verbinden und diese Verknüpfung für eine kurze Zeitspanne als zusammengesetzte Episode festhalten. Der visuell-räumliche Notizblock dient der Verarbeitung visueller Informationen, während die phonologische Schleife auf die Verarbeitung akustischer und sprachlicher Informationen spezialisiert ist. Wie das sensorische Gedächtnis, so ist auch die Kapazität des KZG begrenzt. Beim KZG wird von rund 7 plus/minus 2 Informationseinheiten ausgegangen, welche im Kopf behalten werden können. Erfolgt eine häufige Wiederholung und vertiefte Informationsverarbeitung, gelangen die Informationen aus dem KZG schließlich ins LZG. Im LZG liegt keine modalitätsspezifische Informationsverarbeitung mehr vor, sondern es erfolgt eine Strukturierung in sog. *semantischen Netzwerke*. Die Kapazität des LZG ist theoretisch unbegrenzt und die Inhalte können über das KZG wieder in das Bewusstsein gelangen und abgerufen werden.[7]

Mittlerweile orientiert sich die Einteilung des Gedächtnisses nicht nur vorwiegend an der Abgrenzung zwischen KZG und LZG, sondern auch nach seinem Inhalt. Hierbei liegen, was

---

[6] Vgl. Diekelmann (2019), S.2
[7] Vgl. Diekelmann (2018), S.2

das LZG betrifft, fünf Systeme vor: Das prozedurale Gedächtnis, Priming, das perzeptuelle Gedächtnis, das Wissenssystem und das episodische Gedächtnis. [8] Auf weitere Speichermodelle und die Vertiefung der Einteilung des LZGs wird nicht weiter eingegangen, da dies den Rahmen der Hausarbeit sprengen würde.

2.2 Essentielle Areale und Hirnstrukturen

Eine Voraussetzung für das Gedächtnis sind die Netzwerke im Gehirn. So kann grob zwischen dem Netzwerk für explizite und implizite Erinnerungen differenziert werden. Das Netzwerk bzw. Gedächtnissystem, in welchem die Verarbeitung und Speicherung expliziter Erinnerungen stattfindet, setzt sich aus dem Frontallappen und dem Hippocampus zusammen. Bei einer mentalen Wiederholung vergangener Ereignisse werden Informationen aus verschiedenen Hirnregionen an die Frontallappen gesendet, wobei der linke und der rechte Frontallappen jeweils unterschiedliche Arten von Erinnerungen verarbeiten. Bspw. ruft eine Erinnerung an ein Passwort die Aktivierung des linken Frontallappens hervor. Neben dem Frontallappen ist auch der Hippocampus bedeutsam. So fanden Neurowissenschaftler heraus, dass der Hippocampus als Zentrum des limbischen Systems als eine Art „Speicher-Taste" für explizite Erinnerungen fungiert. Mittlerweile herrscht die sog. Konsolidierungshypothese vor, d.h. es wird davon ausgegangen, dass die gespeicherten Erinnerungen nicht permanent im Hippocampus gespeichert bleiben, sondern dass von Zeit zu Zeit beim Abruf von Erinnerungen die hippocampale Beteiligung abnimmt und die Erinnerung langfristig in die entsprechenden Kortexbereiche überführt wird.[9]

Im Netzwerk für implizite Erinnerung sind das Cerebellum und die Basalganglien von Bedeutung. Eine essentielle Rolle bei der Bildung und Speicherung von impliziten Erinnerungen über klassische Konditionierung spielt das Cerebellum. Individuen, bei denen das Kleinhirn verletzt ist, weisen Schwierigkeiten darin auf, konditionierte Reflexe zu entwickeln. Bei den Basalganglien handelt es sich um tiefgreifende Strukturen des Gehirns, welche an motorischen Bewegungen beteiligt sind und die Bildung für prozedurale Erinnerungen und Fertigkeiten fördern. So ermöglichen sie bspw. einem Kind das Lernen von Fahrradfahren. Neben den beiden erläuterten Gedächtnissystemen spielt auch die Struktur der Amygdala eine wichtige Rolle im Gedächtnis. Sie wird mit der Emotions- und Aggressionsregulation in Verbindung gebracht und ermöglicht zudem die Bildung von emotionsbezogenen Erfahrungen. [10]

---

[8] Vgl. Pommerenke et al. (2012), S.107
[9] Vgl. Myers (2014), S.339
[10] Vgl. Myers (2014), S.340-341

2.3 Amnesie

Bei einer Amnesie handelt es sich um eine bestimmte Form von Gedächtnisstörungen, bei der ein Individuum eine zeitliche oder inhaltliche Beeinträchtigung in der Erinnerung aufweist. Der Begriff der Gedächtnisstörung kann als allgemeine Begrifflichkeit für sämtliche Defizite des Aneignens, des Speicherns und des Abrufens gelernter Informationen betrachtet werden. Jedoch ist anzumerken, dass der Terminus der Gedächtnisstörung eine gewisse Unspezifität aufweist und bspw. keine Auskunft über die Ursachen der Störung gibt oder ob die Gedächtnisstörung isoliert oder mit anderen kognitiven Störungen auftritt. Das Vorliegen subjektiver Gedächtnisstörungen ist keine Seltenheit und steigt mit zunehmendem Alter an.[11] So konnten Luck et al. (2018) mittels einer Studie aufzeigen, dass 53% aus einer gesunden Population von 40-79-jährigen in unspezifischer Form über Gedächtnisprobleme klagten.[12]

Grundsätzlich liegt bei einer Amnesie eine schwere Störung des Lernens und Behaltens von Informationen vor, wobei gewisse kognitive Funktionen, wie bspw. Sprache oder Intelligenzfunktionen, weitgehend beständig sind. Die Auslöser von Amnesien sind sehr unterschiedlich, wobei grob zwischen organischen und psychischen Ursachen differenziert werden kann. Unter organische Ursachen fallen Aspekte wie Schädel-Hirn-Traumata (SHT), Epilepsien, Demenz, Drogen oder Medikamente. Bei den psychischen Ursachen sind Aspekte wie affektive Ausnahmezustande, wie bspw. Traumata oder auch Psychosen zu nennen. [13]

Generell lassen sich viele verschiedene Amnesieformen differenzieren. Die folgende Tabelle veranschaulicht ihre Klassifikation im ICD-10:

ICD-10 Kodierung	Diagnose
F04	Organisches amnestisches Syndrom, nicht durch psychotrope Substanzen oder Alkohol ausgelöst
F44.0	Dissoziative Amnesie
R41.1	Anterograde Amnesie
R41.2	Retrograde Amnesie
R41.3	Sonstige Amnesie
G54.4	Transiente globale Amnesie (amnestische Episode)

Tab.1: ICD-10 Klassifikation der Amnesie
Quelle: Eigene Darstellung in Anlehnung an ICD-10 online WHO, 2019

---

[11] Vgl. Thöne-Otto (2020), S.8
[12] Vgl. Luck et al. (2018), S.23
[13] Vgl. Thöne-Otto (2020), S.8

Welche Bereiche des Gedächtnisses von einer Amnesie betroffen sind, ist hauptsächlich von ihrer Ursache abhängig. Bei Amnesien, welche durch eine Läsion des medialen Temporallappens (vor allem des Hippocampus) hervorgerufen wurden, liegt hauptsächlich eine Störung des episodischen Gedächtnisses vor, d.h. autobiografische Erinnerungen können nicht abgerufen werden. [14] Aufgrund der Schwerpunktsetzung in der vorliegenden Hausarbeit wird im Folgenden jedoch nur auf die retrograde und die anterograde Amnesie eingegangen.

Die grobe Unterscheidung zwischen der anterograden und retrograden Amensie bezieht sich auf den Zeitpunkt einer Hirnläsion. Als schwer amnestisch gilt ein Individuum dann, wenn beim Abruf nach einem gewissen Intervall keinerlei oder kaum Behaltensleistungen nachweisbar sind. Grundsätzlich und in Abhängigkeit von der schwere sind Amnesien gut behandelbar. Patienten, die schwere Amnesien aufweisen, sind i.d.R. fähig, domänenspezifisches Wissen sowie Alltagsroutinen zu erlernen. Wie genau eine Behandlung im Einzelfall aussieht, hängt stets von der Amnesieform und den Bedürfnissen bzw. Zielsetzungen von Patienten und Angehörigen ab. [15]

Nachfolgend erfolgt nun eine differenziertere Darstellung der retrograden und anterograden Amnesie:

2.3.1 Anterograde Amnesie

Bei einer anterograden Amnesie sind die Betroffenen unfähig, neue Informationen langfristig abzuspeichern.[16] Patienten, die eine anterograde Amnesie aufweisen, weisen eine Störung in der Konsolidierung auf, d.h., dass die Informationsübertragung vom KZG in das LZG gestört ist. I.d.R. verfügen die Betroffenen jedoch über ein funktionierendes KZG, weshalb es ihnen möglich ist, aktuellen Abläufen zu folgen. Jedoch können sie sich oftmals bereits nach nur wenigen Minuten nicht mehr an vorangegangene Ereignisse erinnern, was häufig zu den typischen „repetitiven" (sich wiederholenden) Unterhaltungen führt.[17]

Eine der Hauptursachen für anterograde Amnesien sind neurodegenerative Prozesse, wie die Alzheimer-Demenz und anderen Demenzformen, bei denen ein Ausfall wichtiger Neurokreise im Gehirn vorliegt, aber auch Hirnhautentzündungen oder Entzündungen von Nervenzellen im Gehirn können eine anterograde Amnesie auslösen. Betroffen ist hauptsächlich das

---

[14] Vgl. Diekelmann (2019), S.10
[15] Vgl. Thöne-Otto (2020), S.4-5
[16] Vgl. Pritzel & Markowitsch (2017), S.55
[17] Vgl. Diekelmann (2019), S.9

episodische Gedächtnis, welches Sinneseindrücke und Ereignisse abspeichert. Das motorische Gedächtnis ist i.d.R. nicht betroffen und die Patienten zeigen keine Probleme darin, gewohnte Verhaltensweisen auszuführen.[18]

2.3.2 Retrograde Amnesie

Betroffene, die eine retrograde Amnesie aufweisen, sind unfähig bereits gespeicherte Informationen bewusst wieder abzurufen.[19] Bei dieser Form der Amnesie liegt meist eine Störung des Abrufs vor. Dabei ist die Gedächtnisstörung oftmals zeitlich „graduiert", d.h. dass länger zurückliegende Ereignisse meist besser erinnert werden können, als Inhalte, die erst kürzlich gespeichert wurden. Der Erinnerungszeitraum ist von Person zu Person unterschiedlich. So gibt es Patienten, denen bezüglich der Erinnerung nur wenige Stunden oder Tage fehlen, wie die Tage vor einem Unfall und es gibt wiederum Patienten, die sich zum Teil an Jahre vor einem Trauma nicht mehr erinnern können.[20]

Eine seltene Variante der retrograden Amnesie ist die sog. *Quellenamnesie*. Hierbei ist es den Betroffenen zwar möglich sich an Ereignisse und Fakten zu erinnern, jedoch ohne den zeitlichen oder örtlichen Ursprung dieser bestimmen zu können.[21] Zu den häufigsten Ätiologien für retrograde Amnesien gehören STH, virale Infektionen (bspw. Herpes simplex Encephalitis, degenerative Hirnschäden (bspw. Alzheimer), Hirninfarkte oder schwere Hypoxie (wie bspw. nach Erhängungsversuchen oder einer Kohlenmonoxidvergiftung).[22] Des Weiteren konnte durch Experimente gezeigt werden, dass eine retrograde Amnesie ebenso durch eine gezielte Auseinandersetzung mit traumatischen Ereignissen hervorgerufen werden kann. So führten Loftus und Burns (1982) in einem Experiment 226 Universitätsstudenten einen Kurzfilm vor, der einen Bankraub zeigte. Hierbei gab es zwei unterschiedliche Versionen: In der ersten Version bekamen die Studenten zu sehen, wie der Bankräuber einem Jungen direkt ins Gesicht schoss. Die andere Version beinhaltete diese Szene nicht. Die Zuschauer der ersten Version wiesen im Vergleich zu den Zuschauern der zweiten Version sowohl im Hinblick des Abrufs als auch der Wiedererkennung eine verminderte Fähigkeit vor, sich an Details zu erinnern. Anhand dessen kann davon ausgegangen werden, dass traumatische bzw. schockierende Ereignisse den essentiellen Prozess der Konsolidierung von Gedächtnisinhalten unterbrechen oder stören.[23]

---

[18] Vgl. Diekelmann (2019), S.9-11
[19] Vgl. Pritzel & Markowitsch (2017), S.55
[20] Vgl. Diekelmann (2019), S.9
[21] Vgl. Hartje & Poeck (2006), S.261
[22] Vgl. Pritzel & Markowitsch (2017), S.55-56
[23] Vgl. Pritzel & Markowitsch (2017), S.55-57

Im Vergleich zur anterograden Amnesie sind neurologische Patienten, die eine vollständige retrograde Amnesie aufweisen eher selten.[24]

2.4 Der Patient H.M.

2.4.1 Falldarstellung

Im Jahr 1957 veröffentlichten die Neuropsychologin Brenda Milner und der Neurochirug William B. Scoville einen Bericht, der eine Serie von Operationen an Patienten beinhaltete, deren Epilepsien nicht medikamentös behandelbar waren. Ein besonderes Aufsehen erregte der Fall des Patienten H.M. Der Fall und das Schicksal des Patienten Henry Gustav Molaison, bekannt unter den Initialen H.M., gilt als Meilenstein in der Gedächtnisforschung und führte zu einigen wichtigen Erkenntnissen über die Prozesse und Strukturen des Gedächtnisses. [25]

Henry Gustav Molaison wurde im Jahre 1926 geboren. Mit 10 Jahren erlitt er bereits einen ersten kleineren epileptischen Anfall, worauf mit 16 Jahren der erste größere Anfall erfolgte. Nach Erreichen des zwanzigsten Lebensjahres traten bei ihm im Durchschnitt am Tag 10 sog. *Petit-mal-Anfälle* und wöchentlich eine sog. *Grand-mal-Attacke* auf.[26] Die Annahme, dass ein Fahrradunfall im Alter von 9 Jahren der Auslöser seiner Epilepsie war, konnte nicht belegt werden.[27] Trotz des Erhalts hoher Dosen antikonvulsiver Medikation war seine Epilepsie nicht kontrollierbar. Da bereits Patienten, welche einen unilateralen Herd im Temporllappen aufwiesen, durch eine Resektion des medialen Temporallappens behandelt werden konnten, entschieden H.M. sich und seine Familie für einen chirugischen Eingriff durch Scoville. Am 1. September 1953 erfolgte bei H.M. eine bilaterale Lobektomie und die medialen Anteile beider Temporallappen wurden chrirugisch entfernt. Auch die Amygdala und der Hippocampus wurden in beiden Hirnhälften weitgehend entfernt. Die Operation führte jedoch zu einem unerwarteten Ergebnis: Die Neugedächtnisbildung von H.M. war maßgeblich beeinträchtigt. [28]

Kurz nach dem Eingriff erkannte H.M. das Krankenhauspersonal nicht mehr und er war nicht fähig sich in seiner neuen „Krankenhausumgebung" zu orientieren. Er wies eine schwere anterograde Amnesie auf.[29] Zudem waren seine Erinnerungen an den Zeitabschnitt kurz vor dem Eingriff sowie Ereignisse der letzten zwei Jahre zum Teil beeinträchtigt. Er wies somit auch eine leichte retrograde Amnesie auf. Seine Erinnerungen an weit zurückliegende Ereignisse war hingegen lückenlos und auch seine intellektuellen Fähigkeiten waren nach der OP weitgehend unversehrt. Des Weiteren nicht beeinträchtigt waren Wahrnehmung- und

---

[24] Vgl. Pommerenke et al. (2012), S.107
[25] Vgl. Borsutzky & Markowitsch (2003), S.1
[26] Vgl. Borsutzky & Markowitsch (2003), S.1-2
[27] Vgl. Schmolck et al. (2002), S.520-523
[28] Vgl. Pinel, Barnes & Pauli (2019), S.347
[29] Vgl. Borsutzky & Markowitsch (2003), S.1-2

Sprachfunktionen, aber auch sein Arbeitsgedächtnis und prozedurales Gedächtnis waren intakt. Auch nach seiner Operation kam es gelegentlich zu epileptischen Anfällen, weshalb weiterhin eine medikamentöse Behandlung erfolgte. Dennoch konnten durch den Eingriff, H.M.s generalisierte Anfälle fast vollständig beseitigt werden. Das Ausmaß seiner anterograden Amnesie spiegelte sich darin wider, dass H.M. auch sechs Jahre nach seiner Hirnoperation nicht in der Lage war, seine nach der Operation zugezogenen Nachbarn zu erkennen. Zudem wusste er oftmals eine halbe Stunde nach dem Mittagessen nicht mehr, ob er bereits gegessen hatte. Aufgrund dieser fatalen amnestischen Auswirkungen, war H.M. der letzte Patient, bei dem eine bilaterale Lobektomie durchgeführt wurde. [30]

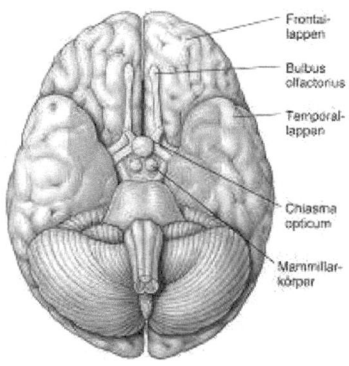

Abb.2: Mediotemporale Lobektomie
Quelle: Pinel, Barnes & Pauli (2019), S.347

Der rosa markierte Bereich auf der inferioren Ansicht der Gehirnoberfläche veranschaulicht, welches Gewebe normalerweise bei einer mediotemporalen Lobektomie entfernt wird. [31]

Heutzutage ist bekannt, dass sich der Hippocampus aus mehreren Strukturen zusammensetzt, weshalb auch oftmals von der sog. *Hippocampusformation* gesprochen wird, wobei es sich bei der Hippocampusformation um eine „funktionelle Einheit" handelt, welche aus den Gebieten den Hippocampus und des entorhinalen Cortex gebildet wird. Er ist im Temporallappen situiert und grenzt lateral an das Unterhorn des Seitenventrikels. Die Hippocampusformation ist in zahlreiche Funktionen eingebunden und spielt eine Schlüsselrolle für Lernen und Gedächtnis. Über Tierstudien und Befunden hirngeschädigter

---

[30] Vgl. Pinel, Barnes & Pauli (2019), S. 347-348
[31] Vgl. Pinel, Barnes & Pauli (2019), S.347

Patienten konnte belegt werden, dass die Hippocampusformation an der räumlichen Informationsverarbeitung beteiligt ist. Des Weiteren unterstützt die Hippocampusformation, dass neue Informationen nach Eintreffen für eine bestimmte Zeit erinnert werden können, bis sie letztendlich an einem anderen Ort des Cortex abgespeichert werden.[32]

2.4.2 Das Störungsbild der Epilepsie

Im Folgenden soll das Störungsbild der Epilepsie, welche bei H.M. mittels der mediotemporalen Lobektomie weitgehend geheilt wurde, erläutert werden:

Bei der Epilepsie handelt es sich um einen Sammelbegriff für eine Reihe von Störungen, bei denen eine Übererregbarkeit von Neuronen im Gehirn vorliegt. Hierbei kommt es zu einer „abnormen" und gleichzeitigen Entladung von Nervenzellen im Gehirn. Die Ursache ist oftmals eine erhöhte Erregbarkeit der Zellen oder das Vorliegen einer fehlerhaften Hemmung. Auch wenn als Hauptsymptom der Epilepsie der epileptische Anfall gilt, ist jedoch anzumerken, dass nicht jedes Individuum, bei dem ein Anfall auftritt, gleich ein Epileptiker ist. Es kommt vor, dass ein sonst unauffälliger Mensch einen einmaligen Anfall erleidet, aber dann nie wieder. Eine Epilepsie liegt dann vor, wenn mindesten zwei epileptische Anfälle aufgetreten sind oder ein epileptischer Anfall und eine Hirnläsion. [33]

Die Ursachen von Epilepsien können unterschiedlich sein. So können bspw. genetische Faktoren eine maßgebliche Rolle bei der Entstehung einer Epilepsie spielen (idopathische Epilepsie). Es wird davon ausgegangen, dass bei dieser Epilepsieform eine genetisch bedingte Veränderung in den spannungsunabhängigen Membrankanälen der Nervenzellen vorliegt und es somit zu den Anfällen kommt. Weitere Ursachen für Epilepsien sind Schädigungen des Gehirns, u.a. durch Traumata, Stoffwechselerkrankungen, Komplikationen bei der Geburt oder Tumore am Gehirn.[34] Eine weitere mögliche Ursache für epileptische Anfälle ist die Einnahme von Drogen oder Medikamenten. Besonders Alkohol sowie amphetamin- und kokainartige Drogen stehen hier im Fokus.[35]

Grundsätzlich erfolgt eine Differenzierung zwischen den fokalen und den generalisierten Epilepsien. Bei einer generalisierten Epilepsie verläuft die epileptische Aktivität während des Anfalls auf der gesamten Hirnoberfläche. Bei einer fokalen Epilepsie hingegen erfolgt der Beginn der epileptischen Aktivität an einer oder mehreren Stellen und breitet sich im Verlauf mehr oder weniger weit über die übrigen Regionen des Gehirns aus. Eine genaue Diagnose

---

[32] Vgl. Borsutzky & Markowitsch (2003), S.7
[33] Vgl. Reimers, Straube & Völker (2018), S.48
[34] Vgl. Sticker (2016), S.64-65
[35] Vgl. Reimers, Straube & Völker (2018), S.48

des Epilepsiesyndroms ist essentiell, da anhand dieser, Rückschlüsse auf den Verlauf und wirkungsvolle Behandlungsmöglichkeiten gezogen werden können.[36]

Die folgende Tabelle veranschaulicht die Klassifikation der Epilepsie im ICD-10:

ICD-10 Kodierung	Diagnose
G40.0	Lokalisationsbezogene (fokale) (parietelle) idiopathische Epilespie und epileptische Syndrome mit fokal beginnenden Anfällen
G40.1	Lokalisationsbezogene (fokale) (parietelle) symptomatische Epilepsie und epileptische Syndrome mit einfachen fokalen Anfällen
G40.2	Lokalisationsbezogene (fokale) (parietelle) symptomatische Epilepsie und epileptische Syndrome mit komplexen fokalen Anfällen
G40.3	Generalisierte idiopathische Epilepsie und epileptische Syndrome
G40.4	Sonstige generalisierte Epilepsie und epileptische Syndrome
G40.5	Spezielle epileptische Syndrome
G40.6	Grand-mal-Anfälle, nicht näher bezeichnet (mit oder ohne Petit mal)
G40.7	Petit-mal-Anfälle, nicht näher bezeichnet, ohne Grand-mal-Anfälle
G40.8	Sonstige Epilepsien
G40.9	Epilepsie, nicht näher bezeichnet

Tab. 2: ICD-10-Klassifikation der Epilepsie

Quelle: Eigene Darstellung in Anlehnung an ICD-10 online WHO, 2019

Die Epilespie gehört zu den häufigsten neurologischen Erkrankungen. Etwa 5% der Bevölkerung weist im Laufe ihres Lebens einen epileptischen Anfall auf und fast 1%, also ca. 800.000 Menschen in Deutschland, haben wiederkehrende Anfälle. Die Behandlung der Patienten erfolgt mit sog. *Antikonvulsiva*, also speziellen Medikamenten, welche gegen die Krampfanfälle wirken. Bei etwa zwei Drittel der Patienten führt die Einnahme eines Antikonvulsivums zur Anfallsfreiheit. Schlägt eine medikamentöse Behandlung erfolgreich an, so sollte von einem Medikationswechsel abgesehen werden. Eine Studie zeigte, dass das Risiko epileptischer Anfälle mit dem Wechsel auf ein anderes wirkstoffgleiches Medikament um 30% stieg. [37] Neben der Wirksamkeit des antikonvulsiven Präparats sind auch die

---

[36] Vgl. Sticker (2016), S.64
[37] Vgl. DGN (2019)
https://dgn.org/presse/pressemitteilungen/wechsel-auf-ein-wirkstoffgleiches-epilepsie-medikament-eines-anderen-herstellers-ist-problematisch/

Nebenwirkungen, welche mit der Medikation einhergehen können, zu beachten. Weitere Behandlungsmöglichkeiten bieten bspw. die Stimulation des Vagusnervs, ketogene Diäten, die transkranielle Magnetstimulation oder auch EEG-Feedbacks. [38]

2.4.3 Bedeutung von H.M. für Gedächtnisforschung

Der Fall des Patienten H.M. führte zu drei zentralen Erkenntnissen: So bewies der Fall H.M.s zum einen, welche essentielle Bedeutung die medialen Temporallappen für das Gedächtnis haben. Die damals bestehende Annahme einer diffusen und gleichwertigen Verteilung der Gedächtnisfunktionen im Gehirn, wurde somit infrage gestellt. Daraus resultierte zudem, dass sich die Forschung wieder vermehrt mit den Beziehungen zwischen einzelnen Gedächtnisstrukturen und bestimmten mnestischen (gedächtnisbezogenen) Prozessen beschäftigte. Vor allem die Untersuchungen über mnestische Funktionen des Hippocampus sowie anderen Strukturen des medialen Temporallappens wurden verschärft. Des Weiteren führte die Entdeckung, dass eine bilaterale mediotemporale Lobektomie zur Auslöschung der Bildung bestimmter Arten von Langzeiterinnerungen führt, zu der Annahme, dass für das Kurzzeit-, das Langzeit- und das Altgedächtnis verschiedene Speicherungsformen existieren.[39]

Somit bestätigte der Fall H.M.s die Konsolidierungshypothese, welche besagt, dass der Hippocampus für einen begrenzten Zeitraum essentiell für die Übertragung von Gedächtnisinhalten ist. H.M. konnte keine Erinnerungen an Erfahrungen bilden, doch zeigte er in Tests, wie bspw. dem Spiegelzeichnen-Test oder dem Unvollständige-Bilder-Test eine verbesserte Leistung nach mehrmaliger Wiederholung dieser. Anhand dessen erfolgte die Einführung zweier verschiedener Kategorien des LZG. Bewusste Langzeiterinnerungen werden demnach dem expliziten- bzw. deklarativen Gedächtnis zugeordnet, während die Langzeiterinnerungen, welche sich in einer verbesserten Testleistung wiederspiegelten, jedoch ohne bewusste Erinnerung waren, dem sog. *impliziten* oder auch *prozeduralen* Gedächtnis zugeordnet werden.[40]

(letzter Zugriff am 16.01.2022)

[38] Vgl. Pinel, Barnes & Pauli (2019), S.320-321
[39] Vgl. Pinel, Barnes & Pauli (2019), S.349-350
[40] Vgl. Pinel, Barnes & Pauli (2019), S.350

2.5 Resümee

Retrospektiv lässt sich festhalten, dass das Gedächtnis als Grundlage des Lernens und Behaltens sowie seine damit verbunden Gehirnstrukturen und – areale das menschliche Leben und eine Alltagsbewältigung erst ermöglichen. Welche Folgen eine Störung des Gedächtnis für die Betroffenen haben kann, wurde in Kapitel 2 aufgezeigt und mit dem Fallbeispiel des Patienten H.M. verdeutlicht. Menschen, bei denen eine retrograde Amnesie vorliegt, sind nicht mehr fähig sich an länger zurückliegende Ereignisse zu erinnern, während bei einer anterograden Amnesie die Fähigkeit, neue explizite Gedächtnisinhalte zu bilden, verloren gegangen ist. Die Auslöser für Gedächtnisstörungen können vielfältig sein. Bei H.M. trat die anterograde Amnesie infolge einer mediotemporalen Lobektomie auf, durch welche Scoville beabsichtigt hatte, H.M.s diagnostizierte Epilepsie zu behandeln. Durch diagnostische Tests, welche nach H.M.s Operation durchgeführt wurden und durch die anterograde Amnesie, welche bei H.M. entstanden war, konnte die Gedächtnisforschung viele neue wertvolle Erkenntnisse gewinnen. So führte bspw. die Entdeckung, dass eine mediale Lobektomie dazu führt, dass Langzeiterinnerungen nicht mehr gebildet werden können zu der Annahme, dass für Kurzzeit-, Langzeit- und Altgedächtnis unterschiedliche Speicherungsformen existieren. Zudem verschärften Neurowissenschaftler ihre Untersuchungen über mnestische Funktionen und der Hippocampus sowie andere Strukturen des medialen Temporallappens rückten erstmals in den Fokus. Chirugische Eingriffe werden heutzutage bei einer Epilepsie selten durchgeführt. Oftmals erfolgt die Einnahme pharmakologischer Präparate, was bei rund zwei Drittel der Patienten Wirkung zeigt. Für Patienten, bei denen eine medikamentöse Therapie erfolglos bleibt, existieren weitere Behandlungsmöglichkeiten, so u. a. ketogene Diäten, die Stimulation des Vagusnervs, die trankrainelle Magnetstimulation oder EEG-Feedbacks.

3. Behandlung einer anterograden Amnesie

Nachdem mit Kapitel 2 ein theoretisches Verständnis für die Funktion des Gedächtnisses, den Patienten H.M. sowie dem Störungsbild der Amnesie und Epilepsie geschaffen wurde, erfolgt nun in Kapitel 3 eine Vorstellung von Methoden, um das Störungsbild der anterograden Amnesie zu behandeln. Zudem wird vorab in Kurzfassung auf die Diagnostik eingegangen.

3.1. Neuropsychologische Diagnostik

Beschweren sich Patienten oder Angehörige im Alltag über auftretende Gedächtnisstörungen, so sollte immer eine „orientierende Untersuchung" der Gedächtnisleistung durchgeführt werden. Können hierbei erste Auffälligkeiten festgestellt werden, sind diese stets genauer zu untersuchen.[41] Bei der Diagnostik von Gedächtnisstörungen kommen stets reliable und valide Untersuchungsverfahren zum Einsatz. Hierbei ist anzumerken, dass die einzelnen kognitiven Funktionen nicht isoliert, sondern immer im Zusammenhang mit anderen kognitiven Funktionen, dem psychischen Befinden und den Verhaltensweisen betrachtet werden. Aufgrund dessen erfolgt bei der Untersuchung der kognitiven Leistungsfähigkeit auch immer eine ausführliche Testung auf neuropsychologischer Ebene.[42]

Die neuropsychologische Funktionsdiagnostik beinhaltet immer eine Anamnese, Exploration, Verhaltensbeobachtung sowie eine psychometrische Testung und ist in Profilerhebung, Verlaufsbeurteilung, Syndromdiagnostik und Differezialdiagnostik gegliedert. [43] Im Folgenden sollen am Beispiel des Patienten H.M. ein paar Testverfahren zur Beurteilung der anterograden Amnesie dargestellt werden, bevor auf aktuelle Diagnostikmethoden eingegangen wird:

Wie in Kapitel 2 bereits erläutert wurde, so wies H.M. nach seiner Operation eine schwere anterograde Amnesie und eine leichte retrograde Amnesie auf. Eine Diagnostikmethode ist die *Methode des Zahlennachsprechens*. Bei dieser Methode wurden H.M. verbal eine Reihe von Zahlen dargeboten, welche er korrekt wiedergeben sollte. Menschen ohne Gedächtnisstörung sind i.d.R. fähig eine Reihe von bis zu fünfzehn Ziffern korrekt zu wiedergeben. Ein weiterer Test, welcher eingesetzt wurde, ist der sog. *Spiegelzeichnen-Test*. Hierbei wird der Proband aufgefordert zwischen zwei begrenzenden, sternförmigen Linien einer Vorlage eine Linie zu zeichnen, wobei die eigene Hand nur über den Spiegel beobachtet werden kann.[44]

Bezüglich der psychometrischen Testung können bei der Beurteilung der anterograden Amnesie sehr unterschiedliche Testverfahren zum Einsatz kommen. Die Entscheidung über den Einsatz der diagnostischen Untersuchungsverfahren obliegt stets einem qualifizierten Neuropsychologen.[45]

Bislang existieren zwei Standardmethoden zur psychometrischen Beurteilung kognitiver Funktionen: Klassische Papier-Bleistift-Aufgaben und computergestützte Testverfahren. Ihre

---

[41] Vgl. Thöne-Otto (2020), S.4
[42] Vgl. Thöne-Otto (2020), S.16
[43] Vgl. Lehrner & Brenner-Walter (2006), S.466
[44] Vgl. Pinel, Barnes & Pauli (2019), S.348-349
[45] Vgl. Thöne-Otto (2020), S.16

Durchführung erfolgt in einer kontrollierten Umgebung im Beisein eines geschulten Untersuchers.[46] Eine Möglichkeit bietet bspw. der *Wechsler Memory Scale Test* in der vierten Version. Er eignet sich für Indiviuen von sechzehn bis neunzig Jahren und beinhaltet zwölf Untertests und es können Angaben über das verbale und nonverbale Gedächtnis gemacht werden. Neu im Testumfang ist ein enthaltenes kognitives Kurzscreening, um das allgemeine kognitive Niveau zu überprüfen.[47] Weitere diagnostische Tests wären bspw. der *Berliner Amnesietest* (BAT) oder der *Rivermead Behavioral Memory Test* (RBMT).[48]Der BAT ist ein neuropsychologischer Test für Personen von zwanzig bis fünfundsechzig Jahren, um leichte bis schwere amnestische Störungen quantitativ zu erfassen. Er besteht insgesamt aus acht Untertests, in denen mittels „verbalem und figuralem Material" die typischen Amnesiemerkmale erfasst werden. Zum Schluss werden die erfassten Daten einer differenziell-diagnostischen Beurteilung unterzogen. [49]

3.2 Behandlungsmöglichkeiten

Grundsätzlich hängen sämtliche Therapieziele sowie die entsprechenden Therapiemethoden von der Ausprägung der Gedächtnisstörung ab. Zudem ist zu beachten, ob eine Beeinträchtigung weiterer kognitiver Funktionen vorliegt und ob bei den Betroffen eine Krankheitseinsicht bezüglich der Störung vorliegt. Die folgende Abbildung veranschaulicht eine Auswahl an geeigneten Therapiemethoden in Abhängigkeit von der Schwere der Gedächtnisstörung: [50]

---

[46] Vgl. Thöne-Otto (2020), S.24
[47] Vgl. Hansen (2020), S.1914
[48] Vgl. Lehrner & Brenner-Walter (2006), S.466
[49] Vgl. Mittenecker (2020), S.281
[50] Vgl. Thöne-Otto (2020), S.27

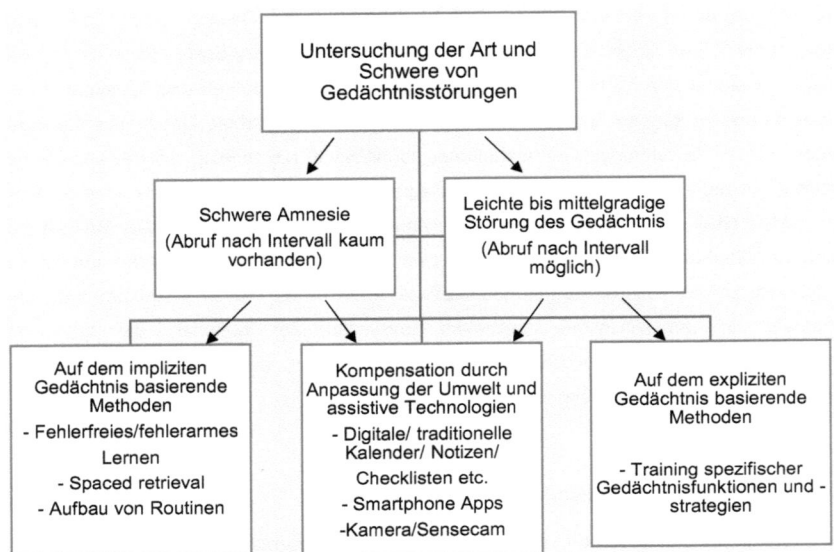

Abb. 3 : Auswahl geeigneter Therapiemethoden

Quelle: Eigene Darstellung in Anlehnung an Thöne-Otto, 2020, S.27

Wie in Kapitel 2 bereits erläutert wurde, so weisen Patienten mit einer anterograden Amnesie eine Störung der Konsolidierung von Gedächtnisinhalten auf. Sie verfügen oftmals noch über ein funktionierendes KZG, sind aber nicht fähig Langzeiterinnerungen zu bilden. Über das funktionierende KZG ist es ihnen jedoch möglich aktuellen Abläufen zu folgen.[51] Bei der Entscheidung über die Behandlungsmethode muss stets die Ursache der anterograden Amnesie berücksichtigt werden. So kann eine anterograde Amnesie bspw. durch eine Demenzform, Hirnhautentzündungen oder Entzündungen von Nervenzellen hervorgerufen werden. Behandelt wird die Ursache, die der anterograden Amnesie zugrunde liegt. Ist die Amnesie bspw. durch eine Hirnhautentzündung bedingt, wird zunächst diese behandelt. Im Falle einer Gehirnblutung oder eines erkennbaren Tumors ist das primäre Ziel, den mechanischen Druck auf das umliegende Nervengewebe zu verringern. Liegt eine neurodegenerative Erkrankung vor, wie bspw. Morbus Alzheimer, so ist über medikamentöse Therapien möglich, den progressiven Krankheitsverlauf zu verlangsamen.[52]

---

[51] Vgl. Diekelmann (2019), S.9
[52] Vgl. Diekelmann (2019), S.9-11

Zu Therapiebeginn steht immer die sog. *Akutphase* oder Frührehabiltation. Betroffenen, bei denen kognitive Defizite sowie eine Tendenz wegzulaufen besteht, muss ein schützendes Setting gewährleistet werden. Für eine Früh- und weiterführenden Rehabilitation verfügt Deutschland über eine Vielzahl an Stationen, welche auf amnestische Patienten spezialsiiert sind. Hier wird den Betroffenen ein angemessener Schutz und eine multidiziplinäre Therapie geboten. Im Falle einer Läsion durch einen Unfall oder Schlaganfall, ist es aufgrund des neuronalen Verlustes, der mit einer anterograden Amnesie einhergeht nicht möglich, die Betroffenen pharmakologisch zu behandeln. Die Behandlung zielt vorwiegend darauf ab, Patienten aufzuklären, sie bei der Definition ihres Tagesablaufs und der Profitierung ihres prozeduralen Gedächtnis zu unterstützen. Auch die Unterstützung auf emotionaler und sozialer Ebene spielt eine bedeutende Rolle für eine verbesserte Lebensqualität der Patienten. [53]

Lange Zeit nahmen Gedächtnisforscher an, dass sich im Erwachsenenalter keine neuen Nervenzellen bilden. Dies ist mittlerweile widerlegt und es gibt Befunde durch tierexperimentelle Studien, die zeigen, dass eine adulte Neurogenese, wenn auch nur auf den Hippocampus und den Bulbus olfactoris beschränkt, möglich ist.[54] Wichtig anzumerken ist, dass eine anterograde Amnesie häufig nicht in allen Fällen vollständig verschwindet, jedoch kann die Lebensqualität der Patienten durch den Einsatz bestimmter Methoden und Verfahren verbessert werden: Eine Methode bietet das *Errorless Learning*. Hierbei handelt es sich um eine Technik, welche vorwiegend für Menschen mit einer schweren Amnesie entwickelt wurde. Das Ziel besteht darin einen möglichst fehlerfreien Abruf zu erlangen. Über diese Methode ist es Menschen mit schweren Gedächtnisstörungen möglich, sich domänenspezifische Informationen und neue Fertigkeiten anzueignen. Zentral ist hierbei nicht eine Verbesserung der Gedächtnisleistung als „Körperfunktion", sondern eignet sich die Methode eher, um Patienten relevante Informationen zu vermitteln und Routinen aufzubauen, um ihre Aktivitäten oder Teilhabe zu verbessern. Für die Vermeidung des Auftretens von Fehlern, kommt es zur Auswahl sehr kurzer Abrufintervalle oder der unmittelbaren Wiederholung der Informationen.[55] Eine weitere Methode zur Unterstützung der Patienten in ihrem Alltag bieten assistive Technologien, also sämtliche technische Möglichkeiten, bei denen der Einsatz von elektronischen Systemen zur Unterstützung erfolgt. Darunter fallen bspw. elektronische Erinnerungshilfen, wie elektronische Kalender, welche den Patienten mit einem Alarmsignal an bestimmte Ereignisse erinnern. Auf dem Markt existiert bereits eine Reihe an Anwendungen für das Smartphone, um spezifische Erinnerungen auszulösen, wie bspw. Erinnerungen an die Wasser- und Nahrungsaufnahme. Patienten, die eine anterograde

---

[53] Vgl. Völzke (2020), S.45
[54] Vgl. Bischofberger & Schmidt-Hieber (2006), S.219
[55] Vgl. Thöne-Otto (2020), S.35-36

Amnesie aufweisen, können Schwierigkeiten darin haben, sich daran zu erinnern, bereits gegessen zu haben. Über die Notationen in den Smartphone- Anwendungen können sie nachvollziehen, was sie bereits erledigt haben.[56]

Über die letzten Jahre hinweg erfolgte eine Untersuchung von Studien zu tragbaren Kamerasystemen als Gedächtnishilfen. Die sog. „SenseCams" nehmen automatisiert aus der Perspektive des Patienten in regelmäßigen Zeitabständen Bilder auf. Diese Fotos werden über spezifische Softwares nachbearbeitet und erfüllen den Zweck, bei dem Patienten die Erinnerung an autobiografische episodische Ereignisse zu verbessern. Künstliche Intelligenz und Algorithmen helfen bei einer inhaltlichen Vorselektion und Archivierung der Fotos. Bei der Durchsicht der Bilder ist der Patient i.d.R. auf die Unterstützung eines Therapeuten oder Angehörigen angewiesen. Aktuelle Recherchen konnten jedoch keinen Hinweis liefern, dass die „SenseCam" und ihre Software in Deutschland zu erwerben sind. Zwar existieren im deutschsprachigen Raum sog. *Action-Kameras*, welche für den Sport entwickelt wurden und ebenfalls die Perspektive der tragenden Person filmen, jedoch fehlt die entsprechende Software und künstliche Intelligenz für die Auswertung.[57] Eine weitere Möglichkeit, um Betroffene zu unterstützen ist eine Veränderung der Umwelt. Über eine angemessene Gestaltung der Umwelt ist es Patienten mit schweren Gedächtnisstörungen möglich, mehr Selbstständigkeit in ihrem Alltag zu erlangen. Erfolgen kann die über das „Sichtbarmachen" von Informationen, also bspw. das Anbringen von Zetteln oder Hinweisschildern und das Einführen von Routinen.

Da die Folgen einer Hirnschädigung auch das soziale Umfeld des Patienten betreffen, sind Beratungs- und Unterstützungsangebote für Angehörige ebenfalls ein wesentlicher Aufgabenbereich des Neuropsychologen. Es ist wichtig, den Angehörigen realistische Einschätzungen und Prognosen bezüglich des Krankheitsbildes des Patienten zu geben und ihnen zu vermitteln, wie sie den Patienten bestmöglich unterstützen können. Unabhängig von der Ursache und der Prognose zum Krankheitsverlaufes des Patienten ist die Unterstützung des sozialen Umfelds immer ein wichtiger Bestandteil, der den Krankheitsverlauf der Betroffenen positiv beeinflussen kann.[58]

Abschließend ist festzuhalten, dass nicht „die eine" Methode existiert, welche bei allen Betroffenen gleichermaßen Erfolg zeigt. Welche Methode sich am besten bewährt, hängt immer von den Betroffenen und der Art der Gedächtnisstörung ab. Oftmals kommt nicht eine einzige Methode zum Einsatz, sondern eine Kombination mehrerer Methoden.[59]

---

[56] Vgl. Thöne-Otto (2020), S.39
[57] Vgl. Thöne-Otto (2020), S.39-40
[58] Vgl. Lehrner & Brenner-Walter (2006), S.470-471
[59] Vgl. Lehrner & Brenner-Walter (2006), S.471

4. Diskussion

Das Ziel der vorliegenden Hausarbeit war es, die Bedeutung und Funktionsweise des Gedächtnisses im Zusammenhang mit dem Fallbeispiel des Patienten H.M. zu erläutern und zudem die Störungsbilder der Epilepsie und Amnesie herauszuarbeiten. Ein besonderer Fokus lag auf der anterograden Amnesie. Hier wurden die Diagnostik- und Behandlungsmöglichkeiten erläutert. Um der Aufgabenstellung der vorliegenden Hausarbeit nachkommen zu können war eine umfassende Literaturrecherche erforderlich. Hierbei wurde deutlich, dass verschiedene Methoden bezüglich der Behandlung bzw. Verbesserung der Lebensqualität von Betroffenen der anterograden Amnesie existieren. Um den Rahmen der Hausarbeit nicht zu sprengen, mussten theoretische Inhalte zu den wichtigen Strukturen des Gehirns in verkürzter Form dargeboten werden. Die Komplexität des Gehirns und die Mechanismen im Gedächtnis sind viel zu komplex, um sie in einem knappen Umfang ausführlich wiedergeben zu können. Die Erkenntnisse, die durch den Patienten H.M. erworben werden konnten, haben damals ein neues Verständnis für die Gedächtnisbildung geschaffen. Die damals neu gelieferten Untersuchungsergebnisse ermöglichten einen Verwurf überholter Theorien und sorgten für die Konzipierung neuer. Aus heutiger Sicht sind die Vorgehensweisen und der Umgang mit dem Patienten H.M. aus ethischer Sicht fragwürdig und auch in der Literatur und im Internet existieren zahlreiche Debatten über H.M.s Dasein als „Versuchskaninchen" für die Gedächtnisforschung. Heutzutage lassen sich durch die bildlichen Diagnostikverfahren, wie bspw. der Poisitronen-Emissions-Tomographie oder der Magnetresonanztomographie viele Aussagen über das Gehirn und seinen Zustand machen. Für Amnestiker existieren dennoch nach wie vor begrenzte Möglichkeiten bezüglich der Therapie und es erfordert eine weitere und tiefgreifendere Erforschung auf diesem Gebiet. Die Methode der „SenseCam" als Unterstützung zur Aufnahme des Tagesverlaufs der Betroffenen hat sich in Deutschland noch nicht bewährt und wird sich aufgrund der Datenschutzbestimmungen mit großer Wahrscheinlichkeit nicht durchsetzen können, da auch Dritte eventuell auf den Aufnahmen zu sehen sein würden. Grundsätzlich sollten sich die Behandlungsverfahren ganz im Sinne des neuropsychologischen Konzepts immer an den Zielen der Betroffenen orientieren. Die Eingliederung der Angehörigen ist in jedem Falle erforderlich und kann den Krankheitsverlauf der Betroffenen positiv beeinflussen. Viele Angehörige erleben die Krankheitssituation der betroffenen Angehörigen als belastend und benötigen ebenfalls eine professionelle Unterstützung. Hierfür existieren bspw. Selbsthilfegruppen oder allgemeine Gesprächstherapien, die bei einem besseren Umgang helfen können. Die psychologischen Tests, welche zur Diagnostik der Amnesie entwickelt wurden, sollten ganz im Sinne der Testtheorie alle zehn Jahre evaluiert und angepasst werden. Das zentrale Ziel der vorliegenden Hausarbeit wurde erreicht.

5. Fazit und Ausblick

Rückblickend lässt sich festhalten, dass bereits ein umfangreiches Wissen über das menschliche Gedächtnis und dessen Funktionsweise besteht. Dennoch ist nach wie vor noch einiges unklar und erfordert eine weitere intensivierte Forschung. Nichts desto trotz sind die medizinischen Fortschritte der letzten Jahrzehnte beeindruckend und kritisch zu würdigen. Es existieren einige diagnostische Tests, um Amnesien festzustellen, wie bspw. der *Berliner Amnesietest* oder der *Rivermead Behavioral Memory Test*. Diese entwickelten psychologischen Tests werden auch in der Zukunft noch von Bedeutung sein. Auch wenn die Behandlungsmöglichkeiten der anterograden Amnesie im Vergleich zu anderen Gedächtnisstörungen noch begrenzt sind, so besteht Zuversicht, dass sich das über die nächsten Jahre ändern wird, da am Gebiet der Gedächtnisstörungen mit Hochdruck geforscht wird.

Literatur- und Quellenverzeichnis

Bischofberger, J. & Schmidt-Hieber, C. (2006). *Adulte Neurogenese im Hippokampus.* Neuroforum (3). https://doi.org/10.1515/nf-2006-0302

Borsutzky, S. & Markowitsch, H. J. (2003). *Gedächtnis und Hippocampus des Menschen.* Neurologie und Rehabilitation, 9 (1): 1-14

DGN - Deutsche Gesellschaft für Neurologie. *Wechsel eines Epilepsiemedikaments* (2016). https://dgn.org/presse/pressemitteilungen/wechsel-auf-ein-wirkstoffgleiches-epilepsie-medikament-eines-anderen-herstellers-ist-problematisch (letzter Zugriff am 25.01.22)

Diekelmann, S. (2019). *Gedächtnis: Online- Lehrbuch der medizinischen Psychologie und medizinischen Soziologie.* Berlin: German Medical Science GMS Publishing House

Gruber, T. (2018). *Gedächtnis* (2.Aufl.). Berlin: Springer. https://doi.org/10.1007/878-3-662-56362-5

Hansen, H. D. (2020). *Wechsler Memory Scale - Fourth Edition (WMS-IV).* Dorsch Lexikon der Psychologie. Bern: Hogrefe

Hartje, W. & Poeck, K. (2006). *Klinische Neuropsychologie* (6. unveränderte Aufl.). Stuttgart: Thieme

Kolb, B. & Wishaw, I. Q. (1996). *Fundamentals of human neuropsychology* (4.Aufl.). Nerw York: W. H. Freeman

Lehrner, J. & Brenner-Walter, B. (2006). In: *Klinische Neuropsychologie: Grundlagen – Diagnostik – Rehabilitation.* https://doi.org/10.1007/3-211-32303-1

Luck, T., Roehr, S., Rodriguez, D. S., Schroeter, M. L. Witte, A. V., Hinz, A.,...Riedel-Heller, S. G. (2018). *Memory-related subjective cognitive symptoms in the adult population: prevalence and associated factors: results of the LIFE-Adult-Study.* BMS Psychology, 6 (23). https://doi.org/10.1186/S40359-018.0236-1

Mittenecker, E. (2010). *Berliner Amnesietest (BAT).* Dorsch Lexikon der Psychologie (19. Überarbeitete Aufl.). Bern: Hogrefe

Müsseler, J. & Rieger, M. (2017). *Allgemeine Psychologie* (3.Aufl.). Berlin, Heidelberg: Springer. https://doi.org/10.1007/978-3-642-53898-8

Myers, D. G. (2014). *Psychologie* (3. vollständig überarbeitete Aufl.). Heidelberg : Springer

Pinel, P. J., Barnes, S. J. & Pauli, P. (2019). *Biopsychologie* (10. Aktualisierte und erweiterte Aufl.) München: Pearson

Pommerenke, K. , Staniloiu, A., Markowitsch, H. J., Eulitz, H., Gütler, R. & Dettmers, C. (2012). *Ein Fall von retrograder Amnesie nach Resektion eines Meullaoblastoms: Psychogen, organisch, funktionell?* Hippocampus Verlag, 18 (2): 106-116

Pritzel, M. & Markowitsch, H. J. (2017). *Warum wir vergessen: Psychologische, natur- und kulturwissenschaftliche Erkenntnisse.* Berlin: Springer. https://doi.org/10.1007/978-3-662-54137-1

Reimers, C. D. , Straube, A. & Völker, K. (2018). *Patienteninformationen Sport in der Neurologie – Empfehlungen für Ärzte: Mit den häufigsten Begleiterkrankungen.* Berlin: Springer. https://doi.org710.1007/978-3-662-56539-1

Schmolck, H. Kensinger, E. A., Corkin, S. & Squire, L. (2002). *Semantic knowledge in Patient H.M. and other patients with bilateral medial and lateral temporal lobe lesions.* Hippocampus (3); 520-533

Sticker, E. (2016). *Wir in der Schule. Chronische Erkrankungen und Behinderungen im Schulalltag- Informationen aus der Schule. BAG Selbsthilfe.* Köln

Thöne-Otto, A. (2020). *Leitlinien für Diagnostik und Therapie in der Neurologie: Diagnostik und Therapie von Gedächtnisstörungen bei neurologischen Erkrankungen.* DGN: www.dgn.org/leitlinien (letzter Zugriff am 04.02.2022)

Urahne, D., Dresel, M. & Fischer, F. (2019). *Psychologie für den Lehrberuf.* Berlin: Springer. https://doi.org/10.1007/978-3-662-55754-9

Völzke, V. (2020). *Patienten mit Gedächtnisstörungen: Eine Einführung für Psychotherapeutinnen und -therapeuten.* Wiesbaden: Springer. https://doi.org/10.1007/978-3-658-29820-3

WHO (2019). ICD-10-WHO Version 2019. Deutsches Institut für Medizinische Dokumentation und Information. https://www.dimdi.de/static/de/klassifikationen/icd/icd-10-who/kode-suche/htmlamtl2019/ (letzter Zugriff am 06.02.22)